AF235652

Aromatherapie für Kinder und Erwachsene

Das Praxisbuch

Nutzen Sie die wohltuenden Düfte der ätherischen Pflanzenöle für Ihre Gesundheit und aktivieren Sie Ihre Selbstheilungskräfte

inkl. Rezepten zum Selbstherstellen von Pflegeprodukten

Linda Bassalig

⚗ INHALT

Das erwartet Sie in diesem Buch   1

Geschichte der Aromatherapie   3

Definition und Grundlagen   7

   Definition   7

   Grundlagen   8

Herstellung   13

   Wie werden ätherische Öle hergestellt?   13

Durchführung der Aromatherapie   17

   Schritt 1   17

   Schritt 2   18

Aromatherapie für Kinder   20

   Sorgfältige Auswahl   22

   Tipps für die Anwendung   23

   Empfohlene Öle für Kinder und Kleinkinder   24

   Düfte für Kinder   25

   Leichter Lernen durch Düfte   26

Was muss beachtet werden?   28

   Komplikationen, Risiken und Nebenwirkungen

       29

Was Sie tun können, um bestmögliche Qualität
und möglichst keine Nebenwirkungen zu erzielen
31

Erste Hilfe, wenn doch mal etwas schiefgeht 33

Welche Therapieformen gibt es? 36

Inhalation 36

Orale Einnahme 38

Aromalampen 39

Gewürz 40

Tee 41

Dampfbad 42

Haarpflege mit ätherischen Ölen 43

Räuchern 43

Massageöl 44

Balsam 45

Aufguss 48

Bad 50

Hautpflege 50

Profile der Öle 51

Eigenschaften und Bildung von ätherischen Ölen
51

Wirkung der ätherischen Öle 58

Rezepte zum Selbstherstellen 63

Pflegeprodukte mit ätherischen Ölen 63

Zimt-Fußbad für Frostbeulen 64

Duftendes Kuscheltier 65

Pfefferminzöl-Abkühlung 65

Thymian-Lavendelöl bei Erkältung 66

Anis-Lavendel-Entspannungsbad 67

Erkältungsbad aus Rosmarin, Thymian,
Eukalyptus & Fichtennadel 68

Zitronen-Lemongras-Rosmarin-Duftexplosion
68

Fußmassage 69

Schlaföl in Roll-on-Fläschchen 70

Lemongras 71

Calendula-Massagebar 72

Sheawunder 72

Grundrezept für Aromalampe und Aromaspray
73

Aromaspray 74

Monster-weg-Spray 75

Inhalierstift 76

Dampfinhalation 77

Gurgelsalz 78

Aromabad 79

Aromabadeöl 80

Salzpeeling für ein Aroma-Duscherlebnis 81

Aromadusche 83

Körperöl 83

Shea-Basis-Balsam 84

Bienenwachs-Basis-Balsam 85

Abschluss 87

Informationen über Schulungsangebote 88

Das erwartet Sie in diesem Buch

Sie haben schon einmal etwas von der Aromatherapie für Kinder gehört und sich schon länger gefragt, was genau das überhaupt ist? Dann ist mein Ratgeber genau der richtige für Sie, denn ich habe nicht nur eine Definition parat.

Mein Name ist Linda und ich lege Ihnen meinen Ratgeber über Aromatherapie für Kinder besonders ans Herz, wenn Sie nachhaltig etwas über das Thema erfahren wollen und Rezepte zum Selbermachen mögen.

Die Aromatherapie ist eine Methode zur Heilung und Linderung von kleineren und größeren Problemen bei Kindern, aber auch für Erwachsene. Dabei kommen ätherische Öle, auch Pflanzendüfte genannt, zum Einsatz. Sie wirken angenehm und beruhigend auf die Heranwachsenden. Richtig eingesetzt, können sie sogar eine nachhaltige und heilsame Wirkung auf den Körper und die Seele ausüben.

Sie werden in diesem Ratgeber außerdem etwas über die Wirkung der Öle, Nebenwirkungen und Gefahren sowie über die Anwendungsbereiche erfahren. Des Weiteren gebe ich Ihnen hilfreiche Tipps und Informationen darüber, wie auch Sie die Aromatherapie anwenden können.

Ob Halsschmerzen, „Tropfnase", Bauchweh – für alle Beschwerden, welche Kinder äußern, finden Sie hilfreiche Tipps zur Anwendung ätherischer Öle.

Kleiner Tipp: Am Ende des Ratgebers erhalten Sie einige Informationen über Stellen, an welche Sie sich wenden können, falls auch Sie Lust haben, einen Kurs zum Thema zu absolvieren.

Ich wünsche Ihnen viel Vergnügen und maximale Lernerfolge.

Ihre Linda Bassalig

Geschichte der Aromatherapie

Wussten Sie das schon? Das Wort „ätherisch" bedeutet, dass man von etwas Unantastbarem spricht. Es wird aus der griechischen Sprache abgeleitet.

Vor Christus

Wo genau die Aromatherapie ihren Ursprung hat, weiß man gar nicht so genau. Doch eines weiß man ganz sicher: Sie hat eine längere Geschichte und wurde von vielen Kulturen eingesetzt. Die alten Ägypter beispielsweise versuchten, die ätherischen Öle aus den Pflanzen zu destillieren. Dazu entwickelten sie sogar Töpfe, die speziell dafür angewendet wurden. Bekannt ist, dass Verstorbene im alten Ägypten einbalsamiert wurden. Da die ätherischen Öle nicht nur gut riechen, sondern auch noch antibakterielle Eigenschaften aufweisen, verwendete man sie genau dafür.

In der chinesischen Medizin wurde die Aromatherapie ebenfalls angewendet, beispielsweise bei ayurvedischen Praktiken. Ein Beispiel ist hier das Chaulmoogra-Öl, welches bei der Behandlung von Lepra zum Einsatz kam. Man nimmt sogar an, dass diese Kulturen die ersten waren, welche die ätherischen Öle zur Stimmungsverbesserung verwendeten.

Auch die Griechen nutzten die Aromatherapie. Sie lernten diese durch die alten Ägypter kennen. Der Vater der Medizin, auch genannt Hippokrates, glaubte an ganzheitliche Heilung. Er setzte auf Aromatherapie-Massagen, die er bei seinen Behandlungen durchführte. Die Römer, welche viel Wert auf Hygiene und Duft legten, lernten diese Praxis letztlich von den Griechen und so kam die Aromatherapie auch nach Italien.

Nach Christus

Das arabische Reich wuchs heran und stand unter dem Einfluss der Aromatherapie-Praktiken der Chinesen und Inder. Avicenna, ein Alchimist, entwickelte die gekühlte Spiralkomponente der Destillation. Somit konnte die Gewinnung der ätherischen Öle endlich perfektioniert werden.

Als das römische Reich unterging, galt die damalige Zeitperiode als dunkles Zeitalter. Man verwendete verschiedene Aromata hauptsächlich zum Baden. Die Kirche sah das Baden als eine sündige Praxis an. Doch der strenge Körpergeruch konnte so beseitigt werden. Als dann die Renaissance kam, wurde die ganzheitliche Heilmethode wieder voll angesehen.

Aromatherapie im 20. Jahrhundert und der Neuzeit

1937 prägte der französische Chemiker René-Maurice Gattefossé die Aromatherapie. Er selbst erlitt im Jahr 1910 eine Verbrennung, verwendete dagegen Lavendelöl und entdeckte dessen heilende Wirkung. Ein französischer Chirurg namens Jean Valnet verwendete ebenfalls ätherische Öle zur Behandlung verletzter Soldaten im Zweiten Weltkrieg.

Eine österreichische Biochemikerin – Marguerite Maury – interessierte sich in den 1950ern ebenfalls für die Aromatherapie. Sie verwendete Trägeröle zum Verdünnen ätherischer Öle, welche sie für die Anwendung von Massagen benötigte. Als erste Person verschrieb sie ihren Massagekunden individuelle Mischungen. Die Mischungen wurden für jeden Menschen individuell abgestimmt.

1977 schrieb Robert Tisserand als Erster ein englischsprachiges Buch über die Aromatherapie. Es diente als Grundlage für andere Arbeiten zu diesem Thema. Seit den 1970er Jahren stand die ganzheitliche Gesundheit wieder im Zentrum der Aufmerksamkeit. Möglicherweise war die Aromatherapie eine treibende Kraft hinter diesem Trend.

Dies waren nur ein paar Meilensteine, mit welchen ich Ihnen einen ersten Eindruck darüber verschaffen wollte, wie sich die Aromatherapie auf der ganzen Welt ausgebreitet hatte und an Beliebtheit gewann. Im nächsten Teil des Buches werde ich Ihnen erzählen, was nun genau gemacht wird, Ihnen einige Beispiele für Anwendungsbereiche mit auf den Weg geben, aber auch mögliche Gefahren erwähnen.

Definition und Grundlagen

DEFINITION

Wenn wir von Aromatherapie sprechen, geht es um die Anwendung ätherischer Öle, die Krankheiten lindern oder unser Wohlbefinden steigern. Das Ziel dieser Therapieform ist, mithilfe der Öle die psychische und physische Gesundheit nachhaltig zu beeinflussen.

GRUNDLAGEN

Sie gilt als Teilbereich der „Phytotherapie" – der Pflanzenheilkunde. Die Aromatherapie stellt demnach eine auf Wissenschaft basierende Therapieform dar und ist keineswegs alternativer oder esoterischer Natur.

Die Hauptbestandteile sind zu 100 % natürliche ätherische Öle. Die Aromatherapie beschäftigt sich im weiteren Sinne auch mit fetten Pflanzenölen und Hydrolaten (Pflanzenwasser). Letzteres sind wasserlösliche Bestandteile von Heilpflanzen. Sie werden durch Destillation gewonnen. Auch sie enthalten Wirkstoffe, diese sind jedoch weitaus weniger konzentriert. Die fetten Öle dienen der Pflanze als Energielager. Sie werden hauptsächlich aus Nüssen, Samen oder sonstigen Pflanzenteilen durch Auspressen gewonnen.

Man bezeichnet die ätherischen Öle auch als flüchtige Bestandteile von Pflanzen. Übersetzt heißt ätherisch so viel wie: himmlisch. Wenn Sie einmal daran denken, wie sie riechen, werden Sie diese Übersetzung gewiss nachvollziehen können. Es ist nachgewiesen, dass diese Pflanzenbestandteile eine sonderbare Wirkungsweise aufzeigen. Es hängt davon ab, von welcher Pflanze man überhaupt spricht und in welchem Teil der Pflanze dieser Bestandteil zu finden ist.

Es gibt verschiedene Methoden, um diese Bestandteile aus den Pflanzen zu gewinnen. Beispiele: Kaltpressung, mechanische Pressung oder die Extraktion mit anschließender Raffination. Mit diesen Methoden werden die duftenden Wirkstoffe aus der Pflanze gelöst.

Auf unserer Erde gibt es mehr als 2000 Pflanzenarten, welche tatsächlich ätherische Öle als Bestandteile aufweisen. Es ist aber so, dass man die Öle von weitaus weniger Pflanzen gewinnt. Vielleicht fragen Sie sich, warum Pflanzen überhaupt diese Öle zu ihren Bestandteilen zählen können. Dieser Frage bin ich für Sie auf den Grund gegangen und möchte sie hier beantworten.

Während die Öle für uns gut riechen und heilend wirken, haben sie für die Pflanzen bestimmte Funktionen zu erfüllen. Da Pflanzen sich nicht mit Sonnencreme gegen die UV-Strahlen der Sonne schützen können, übernehmen die ätherischen Öle diesen Schutz. Für uns mögen die Düfte zwar schön sein, für Tiere, welche sich an der Pflanze satt essen wollen, jedoch nicht, somit schützen sie diese auch vor Schädlingen. Man könnte auch sagen, dass die Öle die Geheimwaffen der Pflanzen sind. Die Düfte dienen aber nicht nur zur Abwehr von Schädlingen, sie locken auch Nützlinge wie Schmetterlinge an, um den eigenen Fortbestand zu sichern. Manchmal können auch Pflanzen krank werden. Einen Arzt, der ihnen bei der Heilung hilft, gibt es in der Pflanzenwelt nicht. Auch hier kommen die ätherischen Öle wieder zum Einsatz. Sie sind sozusagen die hauseigene Apotheke der Pflanze.

Tatsächlich können ätherische Öle aus 500 verschiedenen Inhaltsstoffen bestehen. Dies lässt darauf schließen, dass es eine große Bandbreite an Wirkungsweisen gibt. Daher werden die Öle auch als Vielstoffgemische bezeichnet.

Den Effekt, welchen die vielen Inhaltsstoffe bei ihrer Wirkung erzielen, nennt man auch Synergieeffekt. Möchte man die ätherischen Öle anwenden, so sollte man diesen nicht außer Acht lassen. Die Aromatherapie kann auf den Körper einwirken, beispielsweise hemmt es Entzündungen. Außerdem wirkt sie sich auch auf unsere Psyche aus. Durch den angenehmen Duft kann eine aggressive Stimmung gemindert werden.

Welche Inhaltsstoffe sich in den Ölen bilden, hängt davon ab, wo die Pflanze ihren Standort hat. Das Klima, die Höhenlage, der Boden und die UV-Licht-Einstrahlung sind ausschlaggebend.

Von besonderer Bedeutung, wenn man mit ätherischen Ölen arbeiten will, ist die charakteristische Wirkung des Chemotyps (verschiedene Varianten) eines Öls. Auch wenn man das gleiche ätherische Öl benutzt hat, kann es sehr mild wirken oder eben auch für Nebenwirkungen sorgen.

Die Aromatherapie wird in zwei Arten unterschieden. Zum einen gibt es die komplementäre Aromatherapie, die darauf beruht, dass die Öle unseren Körper und unsere Seele wieder in Einklang bringen und die Selbstheilungskräfte unseres Körpers angeregt werden.

Dann gibt es noch die wissenschaftlich definierte Aromatherapie, die von einer Wirkung durch Einatmung ausgeht. Die Inhaltsstoffe der ätherischen Öle sollen außerdem durch die Schleimhäute der Atemwege in unser Blut übergehen und sich positiv auf den Körper auswirken.

Grundlegend für die Aromatherapie sind, wie es

der Name schon verrät, ätherische Öle.

Diese werden beispielsweise aus diesen Pflanzen gewonnen:

- Sandelholz
- Thymian
- Kamille
- Jasmin

Sie sind frei verkäuflich und in vielen Präparaten enthalten. Aber es gibt auch apothekenpflichtige Arzneimittel, in welchen die Öle enthalten sind.

Herstellung

WIE WERDEN ÄTHERISCHE ÖLE HERGESTELLT?

U rsprünglich war die Herstellung dieser Öle überaus aufwendig und vor allem kostspielig. Daher wird sie auch als wahre Handwerkskunst bezeichnet. Das Verfahren, um die Öle herzustellen, nennt man Enfleurage.

Was hinter diesem Begriff steckt? Ich will es Ihnen kurz erklären: Zunächst bestreicht man Glasplatten mit geruchlosem Fett (überwiegend aus Schweine- oder Rinderschmalz). Alternativ kann man auch kaltgepresstes Olivenöl verwenden. Man kann auch ein Gitter auf die Glasplatte legen und dort das Fett auftragen. Im nächsten Schritt streut man die frisch geernteten Blüten darüber. Einige Tag lang dürfen sie nun dort ausharren, bevor sie dann durch neue Blüten ersetzt werden.

Etwa drei Monate lang wird dieser Vorgang wiederholt, bis die Fettschicht sich an den ätherischen Ölen gesättigt hat. Das Produkt, welches entsteht, nennt man auch Pomade.

Nun wird das Duftöl vom Fett getrennt. Man nimmt dazu Alkohol und wäscht die Glasplatten sozusagen aus. Durch den Alkohol können sich Fett und Duftöl voneinander lösen.

Der Vorteil dieser Methode besteht darin, dass andere alkoholische Extras aus den Blüten nicht berücksichtigt werden. Man wendet diese Methode auch an, wenn die Öle hitzeempfindlich sind.

Welchen Namen die entstehenden Produkte erhalten, hängt davon ab, wie häufig die Blüten ausgetauscht wurden. Beispiel: zweiundvierzigmal ausgetauscht = Pomade 42.

Kaltpressung, Extraktion und Destillation zählen zu den modernen und günstigen Verfahren, die man heutzutage anwendet.

Hätten Sie es gewusst? Der Duft der Pflanzen ist, je nach Herstellung, in den Ölen stark konzentriert enthalten.

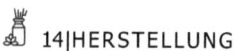

Wasserdampfdestillation

Zur Gewinnung der ätherischen Öle wird diese Methode heutzutage am häufigsten angewandt. Man gibt die Pflanzenteile in einen Kessel, welcher verschließbar ist. Diesen füllt man im nächsten Schritt mit heißem Wasserdampf. So gelingt es, die winzigen, gasförmigen Moleküle aus den Ölen zu lösen.

Danach werden sie in einen kalten Behälter gegeben und sofort wieder abgekühlt, wodurch sie dann vom Wasser getrennt werden. Nach diesem Vorgang bleiben 100 % reine ätherische Öle zurück. Auch wenn diese Methode sehr beliebt ist, eignet sie sich dennoch nicht für alle Pflanzen, denn manche sind sehr hitzeempfindlich.

Kaltpressung

Diese Methode ist eine sehr schonende Art, um ätherische Öle zu gewinnen. Vor allem für Zitrusfrüchte ist diese Art und Weise des Vorgehens die beste Wahl.

Man presst die Schalen mechanisch aus, wodurch dann Flüssigkeit und das ätherische Öl austreten. Um das Öl von der Flüssigkeit zu trennen, führt man die Zentrifugierung durch.

Was ist Zentrifugierung?

Bei der Zentrifugierung werden kleine Fläschchen mit Flüssigkeit und ätherischem Öl in ein Gerät gegeben. Diese soll helfen, dass sich der Inhalt der Fläschchen voneinander trennt, indem sie sich rasant dreht.

Der Behälter dreht sich bei Anwendung so schnell, dass sich die Inhaltsstoffe wunderbar voneinander trennen und man so das ätherische Öl leicht gewinnen kann. Daher hat die Zentrifuge auch ihren Namen, denn der Begriff bedeutet „virtuelle Kraft". Mithilfe der Physik werden Flüssigkeit und Gas voneinander getrennt.

Extraktion

Die Duftstoffe werden mithilfe von Lösungsmitteln aus den Pflanzen gewonnen. Im nächsten Schritt werden diese dann destilliert. Man bezeichnet die Öle, welche zurückbleiben, auch als Absolue.

Durchführung der Aromatherapie

Dieses Kapitel soll Ihnen näherbringen, wie die Aromatherapie bei einem Aromatherapeuten durchgeführt wird.

SCHRITT 1

Manchmal wird ein sogenanntes Aromatogramm erstellt. Hierzu nimmt der Therapeut Keimproben, welche untersucht werden. Wenn darin infektiöse Keime sind, legt er mehrere Kulturen an und testet, welches ätherische Öl das Wachstum des Keims einschränkt.

Meistens ist es jedoch so, dass der behandelnde Therapeut das einzusetzende Öl eher subjektiv auswählt und schaut, welche Beschwerden der Patient hat.

SCHRITT 2

Wurde das passende Öl gefunden, beginnt die eigentliche Therapie. Das Öl wird einmassiert, eingenommen, eingeatmet oder als Kompresse aufgelegt. Man kann die Öle auch in heißem Wasser auflösen, um sie innerlich anzuwenden.

Eine weitere Anwendungsmöglichkeit ist das Inhalieren. Zusammen mit heißem Wasserdampf wird das Öl eingeatmet oder auch im Raum verteilt. Nutzt der Therapeut das Öl für Massagen, so verdünnt er es mit neutralen Ölen.

Interessant zu wissen ist auch, dass die Aromatherapie meist in Verbindung mit anderen Naturheilverfahren angewendet wird.

Ebenso ist es auch möglich, dass man selbst eine Behandlung durchführt. Mit diesem Buch möchte ich Ihnen vor allem einen Einblick geben, wie man die Aromatherapie bei Kindern anwenden kann. Im folgenden Kapitel wird es dazu mehr Inputs geben. An dieser Stelle ist es wichtig zu erwähnen, dass Sie die ätherischen Öle nicht selbst anwenden sollten, ohne sich vorher gründlich, durch das Lesen von Büchern oder die Teilnahme an Kursen für Selbstanwender, zu informieren, denn es gilt dabei, einige Dinge zu beachten, auch wenn es sich um Naturheilkunde handelt. Ohne sie vorher verdünnt zu haben, darf man die Öle niemals auf Schleimhäute auftragen. Außerdem ist es wichtig, dass sie niemals in die Augen gelangen!

Aromatherapie für Kinder

Aromatherapie für Kinder? Geht das überhaupt? Ist das nicht gefährlich? Solche Fragen stellen sich Eltern wahrscheinlich, wenn ihnen vorgeschlagen wird, doch einmal die Aromatherapie anzuwenden.

Vor allem bei Kindern ist der Organismus noch sensibel und lässt sich daher wunderbar mit Aromatherapie behandeln. Richtig dosiert, ist die Aromatherapie eine natürliche und sanfte Behandlungsmethode. Die Selbstheilungskräfte können durch eine gezielte Anwendung von milden, gut verträglichen

Essenzen aktiviert werden. Begleitend zu anderen Therapien ist die Aromatherapie ideal.

Da die ätherischen Öle aus Duft- und Heilpflanzen gewonnen werden, können Sie sich sicher vorstellen, dass der Duft nicht natürlicher sein kann als dieser. Gewiss haben Sie bereits die Erfahrung gemacht, dass Düfte für Kinder etwas Besonderes sind. Vor allem der Duft frischer Zitronen kommt bei Kindern sehr gut an.

Ganz besonders für Kinder können die Öle sanfte Helfer aus der Natur sein, die ihre Beschwerden wie Erkältung, Husten oder Schnupfen lindern. Essentiell ist, dass Sie die Anwendung vorher mit dem Arzt absprechen. Dieser kann Ihnen genau sagen, ob es tatsächlich gut für Ihr Kind ist. Manchmal sind Kinder sehr wild und aktiv und am Abend, wenn sie zur Ruhe kommen sollen, meist kaum zu bändigen. Hier sorgen die Düfte von Lavendel, Mandarine oder Benzoe für eine ausgeglichene Stimmung. Man muss sie nur auf einen Duftstein träufeln, damit sich der Duft im Raum verteilt. Ätherische Öle können auch bei Ängsten, Konzentrationsschwäche oder Einschlafproblemen behilflich sein.

SORGFÄLTIGE AUSWAHL

Wichtig ist, dass man die Düfte sorgfältig auswählt. Besonders bei Babys und Kleinkindern gilt es, einige Hinweise zu beachten. Kauft man die ätherischen Öle, so findet man in der Verpackung immer eine Beschreibung des Öls. Wichtig ist, diese zu lesen und zu prüfen, ob man dieses Öl überhaupt für sein Baby oder Kleinkind nutzen kann.

Maßgeblich ist auch, dass Sie die Aromatherapie nur äußerlich anwenden! Für Massagen und Verteilung als Raumduft sind diese Öle bei Kindern gut geeignet.

Achten Sie außerdem darauf, dass Sie nur geprüfte Produkte anwenden. Und natürlich sollten Sie auch beachten, dass Ihr Kind den Duft mag.

Bei Kindern ist es wichtig, dass die Dosierung geringer ist, Sie reagieren sensibler als wir Erwachsenen.

Damit Sie wissen, wie Sie die Öle dosieren können, habe ich hier eine kurze Zusammenfassung:

Babys
- die Öle sollten nur ganz gezielt eingesetzt werden
- etwa 10 % der Erwachsenendosis

Kleinkinder
- etwa 20 % der Erwachsenendosis

Schulkinder
- etwa die Hälfte der Erwachsenendosis

TIPPS FÜR DIE ANWENDUNG

Zur Pflege sensibler Kinderhaut sind reine Basisöle sehr gut geeignet. Der Vorteil ist, dass man diese auch mit den ätherischen Ölen mischen kann. Dies wiederum muss auf den jeweiligen Hauttyp und die individuellen Bedürfnisse abgestimmt sein. Dadurch, dass keine Zusätze wie Konservierungsmittel, Farb- oder Duftstoffe enthalten sind, haben diese Pflegeöle eine hohe Individualität und Reinheit. Bei allergisch veranlagten und an Neurodermitis leidenden Kindern ist dies besonders wichtig.

EMPFOHLENE ÖLE FÜR KINDER UND KLEINKINDER

Meditao-Calendula-Baby Öl (Calendula Babycreme)

Auch hier ist darauf zu achten, dass Sie etwa 20 – 50 % der Erwachsenendosis wählen. Es ist wichtig, dass die Konzentration von 0,5 % bei Babys nicht überschritten wird. Für eine gute Verträglichkeit ist die Verwendung von natürlichen, nicht eingestellten ätherischen Ölen wichtig. Daher sollte diese immer eingehalten werden.

Fußmassage für das Baby mit Lavendel

Dies ist eine sanfte, einfache und vor allem beruhigende Massage für Babys. Geben Sie dafür einen Tropfen Lavendelöl, zwei Tropfen Basisöl (z.B. Mandelöl) in ein Schälchen und mischen Sie beides miteinander. Nun kann die Mischung sanft auf den Fuß einmassiert werden.

Die Fußmassage an sich erzeugt Nähe und Bindung zwischen Ihnen und Ihrem Kind. Gleichzeitig wirkt der Duft von Lavendelöl beruhigend und harmonisierend. Die Massage ist als schönes Ritual vor dem Einschlafen optimal.

DÜFTE FÜR KINDER

Lavendel
- wirkt ausgleichend und beruhigend
- milder und sanfter Duft → besonders gut vor dem Einschlafen und für Ruhe
- hautpflegend

Vanille
- süßes, warmes Aroma
- Kinder mögen es sehr
- besänftigender und beruhigender Duft → ideal als Raumduft
- Entspannung fällt leichter, ideal, um in den Schlaf zu finden

Mandarine
- beliebt bei Kindern (Zitrusdüfte)
- weicher, warmer Duft
- wirkt aufheiternd, entspannt, heitere Atmosphäre
- gut mischbar mit Lavendel

LEICHTER LERNEN DURCH DÜFTE

Die Schule und ihre Aufgaben können manchmal ganz schön anstrengend und herausfordernd sein. Oftmals verlieren Kinder die Lust und können sich schlecht konzentrieren. Düfte können motivierend und konzentrationsfördernd wirken.

Es gibt ein „Dufte-Schule"- Pilotprojekt, welches bundesweit an über 800 Schülerinnen und Schülern getestet wurde. 2005 bis 2010 wurde dieses durchgeführt und wissenschaftlich begleitet. Die Ergebnisse sprechen für sich:

- Eine Verbesserung der Motivation verspürten 46 %.
- Eine Verbesserung der Konzentration nahmen 41 % wahr.
- Die Leistungen verbesserten sich bei 35 % der teilnehmenden Schülerinnen und Schüler.
- Sogar bei 38 % der Teilnehmenden nahm die Aggressivität ab.

Diese Studie zeigt uns, nicht nur den Lehrern, sondern auch den Eltern, dass man nicht immer drastische Maßnahmen einsetzen muss, wenn es mit dem

Lernen nicht klappt. Defizite können auf sanfte Weise mit natürlichen Düften als Lernbegleiter ausgeglichen werden. Außerdem schaffen sie positive Lernrituale.

Empfehlen kann ich Ihnen die Düfte von Taoasis Naturduftmanufaktur (https://taoasis.com/).

Was muss beachtet werden?

Allgemeine Hinweise zur Sicherheit:

- Vor der Verwendung mit Wirkungen und Nebenwirkungen vertraut machen
- nur 100 % naturreine ätherische Öle verwenden
- Bioqualität ist wichtig!
- nicht ohne fachkundige Meinung einnehmen
- nicht in Reichweite von Kindern aufbewahren
- Kinder unter 2 Jahren: kein Minzöl, Eukalyptusöl, Rosmarinöl
- Kinder unter 15 Jahren: kein Wintergrünöl
- Anwendung bei Schwangerschaft, Epilepsie,

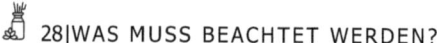

schweren Krankheiten, Kleinkindern, Babys: nicht ohne medizinischen Rat!

- niemals in Ohren oder Augen tröpfeln
- Zitrusöle nur mit Vorsicht verwenden und gut verdünnen
- vor Sonnenbestrahlung schützen, gilt auch für das Solarium
- richtige Lagerung ist das A und O
- immer mit geeignetem Trägermedium verdünnen
- richtige Konzentration je nach Alter, Ziel der Behandlung usw.
- einen Allergie-Patch-Test durchführen (vor allem wenn Allergien und Überempfindlichkeiten bekannt sind)
- nie auf offener Haut, Wunden, Brüchen, Entzündungen, Schwellungen oder Krampfadern massieren

KOMPLIKATIONEN, RISIKEN UND NEBENWIRKUNGEN

Wie auch bei vielen anderen Dingen gibt es auch bei der Aromatherapie Risiken und Komplikationen. Daher ist es wichtig, dass man hier einige Grundsätze beachtet, die ich Ihnen kurz erläutern werde.

Verwenden Sie die Öle niemals, ohne sie vorher verdünnt zu haben! Es könnten allergische Reaktionen oder Hautreizungen auftreten. Außerdem dürfen sie niemals unverdünnt auf Schleimhäute oder in die Augen gelangen!

Einige Öle können dafür sorgen, dass die Haut sehr lichtempfindlich wird. Dadurch kann die Haut schwere Reaktionen aufweisen.

Möchten Sie die ätherischen Öle bei Kindern anwenden, so muss besonders vorsichtig vorgegangen werden. Beispielsweise sind Öle, welche Menthol, Cinol oder Kampfer enthalten für ein Kleinkind oder einen Säugling vollkommen ungeeignet. Warum? Weil sie eine lebensbedrohliche Atemnot auslösen können. Frauen, die schwanger sind, sollten ebenfalls darauf verzichten, die Aromatherapie anzuwenden oder sich von einem Arzt gut beraten lassen.

Wichtig ist, dass man die ätherischen Öle sorgfältig dosiert. Zu viel kann nicht gut sein und zu wenig wird die gewünschte Wirkung nicht erbringen. Zudem hat man bei vielen verwendeten Pflanzen noch keine Wirkungs- und Nebenwirkungsstudien veranlasst. Dies gilt vor allem für Pflanzen, die aus dem Nahen Osten stammen. Es ist unmöglich, die enthaltenen Bestandteile und gesundheitsschädigenden Verunreinigungen festzuhalten.

Bei Schwangeren, geschwächten Personen und Kleinkindern sollte man daher überaus vorsichtig handeln.

Vor allem bei Kindern wurde von Hautreizungen, Stimmritzenkrämpfen und sogar von Schädigung der Leber berichtet.

Die Anwendung der Aromatherapie bei Epileptikern ist ebenso riskant, da die ätherischen Öle Anfälle auslösen könnten.

Neigt eine Person zu einer Allergie, sollte diese eine winzige Menge des Duftöls auf eine Hautstelle einmassieren und beobachten, welche Reaktionen dies hervorruft.

WAS SIE TUN KÖNNEN, UM BESTMÖGLICHE QUALITÄT UND MÖGLICHST KEINE NEBENWIRKUNGEN ZU ERZIELEN

Bevor Sie die ätherischen Öle einsetzen, um Ihrem Kind zu helfen, seine Beschwerden zu lindern, sollten Sie sich von einem Arzt oder Fachmann über Naturheilkunde informieren lassen. Es besteht auch die

Möglichkeit, einen Kurs zu besuchen. Außerdem werden Sie zahlreiche Ratgeber finden, die sich mit diesem Thema auseinandersetzen. Wichtig: Lesen Sie nicht zu viele, denn das könnte Sie wiederum verunsichern.

Es empfiehlt sich, die ätherischen Öle immer von einem zuverlässigen Händler zu beziehen. Wichtig ist auch die richtige Lagerung.

Achten Sie darauf, dass die Öle kindersicher aufbewahrt werden, damit sie für Kleinkinder unzugänglich sind.

Bei folgenden Krankheiten sollte man keine Aromatherapie anwenden:

- Epilepsie
- offene Wunden
- Neigung zu Thrombose
- Krampfadern
- Neigung zu Gefäßverschlüssen (Thrombose)

ERSTE HILFE, WENN DOCH MAL ETWAS SCHIEFGEHT

Wie das Leben nun einmal so spielt, gibt es doch immer wieder mal Momente oder Situationen, wo etwas gänzlich aus dem Ruder läuft und schiefgeht. Auch die Aromatherapie ist davon nicht ausgeschlossen, insbesondere wenn man sie selbst anwendet.

Ich habe für Sie die wichtigsten Schritte für Erste-Hilfe-Maßnahmen festgehalten:

Versehentliches Verschlucken
Führen Sie kein Erbrechen herbei! Die Speiseröhre kann sonst einen erheblichen Schaden erleiden.

Sorgen Sie dafür, dass das Kind den Mund richtig ausspült.

Suchen Sie ein Krankenhaus auf oder informieren Sie sich bei der Giftnotrufzentrale (030/19240 Berlin, gilt für ganz Deutschland).

Halten Sie die Atemwege frei, wenn das Kind krampft oder bewusstlos sein sollte. Bringen Sie es in die stabile Seitenlage und rufen sofort den Notarzt an.

Zu langes und intensives Inhalieren

Bringen Sie das Kind augenblicklich an die frische Luft. Ist der Weg bis nach draußen zu lange oder zu weit, öffnen Sie sofort die Fenster.

Führen Sie eine Mund-zu-Mund-Beatmung durch, sollte der Atem des Kindes stillstehen.

Holen Sie sich medizinische Hilfe, indem Sie den Notruf wählen, die Giftnotrufzentrale anrufen oder sofort ins nächstgelegene Krankenhaus fahren.

Berührung mit den Augen

Spülen Sie die Augen etwa 15 Minuten lang mit Wasser aus. Trägt der Jugendliche/ das Kind Kontaktlinsen, müssen diese nach 5 Minuten nach dem Ausspülen entfernt werden. Es muss sichergestellt werden, dass die Augenlider beim Ausspülen geöffnet sind, um wirklich gründlich spülen zu können.

Die Augen tragen sicher eine Irritation davon. Wenn diese anhält, müssen Sie medizinische Hilfe suchen.

Hautirritationen durch ätherische Öle

Wurde die Kleidung mit den Ölen getränkt, müssen Sie diese sofort entfernen. Dies kann passieren, wenn das Öl versehentlich verschüttet wird.

Nun ist es wichtig, die Haut mit Wasser und

parfümfreier Seife zu waschen.

Sollte eine großflächige Hautirritation vorliegen, hilft ein lauwarmes Haferflockenbad.

Zur Linderung trägt das Auftragen eines Pflanzenöls bei.

Auch hier gilt: Holen Sie sich medizinische Hilfe, wenn die Irritation nicht abklingt.

Folgende Informationen müssen Sie bereithalten, wenn Sie sich medizinische Hilfe holen:

• Was ist passiert?

• Welche Substanz?

• Wie viel von dieser Substanz?

• Alter und allgemeiner Gesundheitszustand der betroffenen Person?

Welche Therapieformen gibt es?

INHALATION

Geben Sie einige Tropfen des Öls in eine Aromalampe, in ein Inhalationsgerät oder einen Diffuser. Lassen Sie Ihr Kind nun den Duft einatmen. Achten Sie darauf, dass die Inhalation nicht länger als 30 Minuten andauert, denn schon ab dieser Zeit können Kopfschmerzen, Schwindel oder Übelkeit auftreten.

Bei Kindern unter 5 Jahren sollte eine direkte Inhalation (aus den Handflächen, einem Wattebausch, einem Inhalierstift, einer Schüssel mit heißem

Wasserdampf) jedoch vermieden werden. In diesem Alter ist die indirekte Inhalation, wo der Duft sich im Raum verteilen kann, sicherer. Die eingeatmete Menge ist geringer und die Verletzungsgefahr durch heißen Wasserdampf wird umgangen.

Asthma

Asthma zählt zu den chronischen Erkrankungen. Es wird durch einen Virusinfekt, Stress, Reizstoffe, Allergien oder auch körperliche Anstrengungen ausgelöst. Zu den Risikofaktoren: Es gibt momentan nur unzureichende Daten, welche ätherischen Öle genau kontraindiziert sind.

Generell sollten ätherische Öle mit besonderer Vorsicht angewandt und nur mit ärztlichem Rat verwendet werden.

Besonders wichtig ist dies bei der direkten Inhalation. Wenn eine Aromatherapie-Massage durchgeführt wird, sollte eine Konzentration von maximal 1 % verwendet werden.

ORALE EINNAHME

Dies dürfen Sie nicht selbst machen, es ist nur Ärzten oder Praktikern mit einer entsprechenden Ausbildung gestattet. Auf keinen Fall sollten Sie diese Methode anwenden, ohne medizinischen Rat gehört zu haben, da Sie nicht wissen, welche Mengen wirklich gut für Ihr Kind sind. Daher rate ich Ihnen: Suchen Sie sich einen Arzt oder einen Aromatherapeuten, welcher Sie diesbezüglich gut beraten kann.

Warum? Die orale Einnahme und deren Dosierung ist verbunden mit einem erhöhten Risiko von schädlichen Reaktionen. Der Darm kann die ätherischen Öle besser aufnehmen, was wiederum zu einer höheren Dosis an ätherischen Ölen im Blut führen kann. Sie könnten sich also selbst leicht überdosieren.

Außerdem könnten die Öle mit eingenommenen Medikamenten eine Wechselwirkung haben oder unerwünschte Nebenwirkungen auftreten.

Damit eine Irritation des Magens vermieden werden kann, sollten die Öle in einem geeigneten Gefäß eingenommen werden. Die Magensäure könnte die Öle sonst verändern und dadurch eine andere Wirkungsweise erzielen.

Meist werden die Öle daher in Kapseln verabreicht.

AROMALAMPEN

Wenn die Aromalampe mit Kerzen betrieben wird, sollte sie keinesfalls unbeaufsichtigt betrieben werden. Elektrische Aroma Diffuser sind besonders ratsam, wenn man sie für die Aromatherapie bei Kindern anwenden will.

Wichtig ist auch, dass genügend Wasser verwendet wird, damit die Schale, sobald alles verdampft ist, keine bleibenden Schäden davonträgt. Außerdem könnten so die Öle chemisch verändert werden, und der dadurch entstehende Geruch zu Kopfschmerzen oder Reizung der Atemwege führen.

Aromalampen sind besonders gut für die Anwendung bei Kindern geeignet, da diese den Duft der ätherischen Öle im Raum gleichmäßig verteilen.

Öle für die Duftlampe
- Muskatellersalbei
- Neroli
- Orange
- Patschuli

- Ackerminze
- Benzoe
- Bergamotte
- Geranie
- Weihrauch
- Zitrone
- Jasmin
- Kiefer
- Melisse
- Rose
- Rosmarin
- Lavendel
- Lemongras

GEWÜRZ

Die natürlichen Pflanzenteile kann man wunderbar als Gewürze einsetzen. Beispielsweise Rosmarin, den man als Zweig auf einem Blech Kartoffeln verteilen kann. Gewürze wirken gesundheitsfördernd und verfeinern den Geschmack der Speisen.

Ich habe dies selbst schon einmal mit Kindern gemacht und die Begeisterung war groß – nicht nur bei mir selbst.

TEE

Wer kennt ihn nicht? Den leckeren Pfefferminztee genießen wir schon seit vielen Jahren. Die Pflanzenteile werden kurz gewaschen, dann entweder zerkleinert oder im Ganzen in eine Kanne gegeben. Anschließend gießt man heißes Wasser darauf und lässt das Gemisch gute 5 – 15 Minuten ziehen. Im Winter ist der Tee eine wohltuende, gut duftende Möglichkeit, sich zu erwärmen. Aber er kann auch im Sommer wunderbar genossen werden. Er wird wie oben beschrieben aufgegossen, anschließend lässt man ihn abkühlen. Mit Eiswürfeln und einer Scheibe frischer Zitrone lässt sich der Eistee hervorragend genießen.

Durch den Tee werden die Verdauungswirkstoffe über den Darm in den Körper gebracht. Außerdem atmet man den angenehmen Duft auch beim Trinken ein. Besonders während der Erkältungszeit kann dies eine Wohltat für die verstopfte Nase sein.

DAMPFBAD

Sicher kennen Sie diese Methode noch aus Ihrer Kindheit. Aber Vorsicht! Wenden Sie das Dampfbad nicht bei Kindern unter 5 Jahren an. Jüngere Kinder können sich leicht verbrühen, da ihnen oftmals das Verständnis dafür fehlt, wie man das Dampfbad richtig macht.

Man kann nicht nur die Pflanzenteile in das heiße Wasser geben. Alternativ gibt man ein paar Tropfen von ätherischen Ölen hinein. Am besten geeignet für ein Dampfbad ist die Kamille. Sie wirkt lindernd und beruhigend auf Körper und Seele.

Anschließend beugt man sich leicht über die dampfende Schüssel und hängt sich ein Handtuch über den Kopf, damit der Dampf nicht so schnell verfliegt. Für Kinder kann dies wie ein lustiges Versteckspiel sein und sie werden keine Probleme bei der Anwendung haben.

Sobald die Hitze verfliegt, ist das Dampfbad beendet.

Ein Dampfbad wird sehr gerne zur Erkältungszeit eingesetzt, speziell wenn die Nase verstopft ist. Aber, und das wird vor allem Erwachsene erfreuen, sorgt es auch für ein schönes Hautbild, denn es reinigt bei Pickeln und Akne.

HAARPFLEGE MIT ÄTHERISCHEN ÖLEN

In verdünnter Form und in ein Basisöl gemischt, kommen die ätherischen Öle manchmal auch bei der Haarpflege zum Einsatz. Beispielsweise ist Rosmarinöl sehr gut für trockenes Haar und schuppige Kopfhaut geeignet. Es pflegt und beruhigt ungemein. Für eine optimale Wirkung reicht es, das Ölgemisch einmal in der Woche einzumassieren.

Lavendel, Basilikum und Rosmarin helfen im Übrigen auch wunderbar gegen Haarausfall.

Wichtig ist, dass die Öle lange genug einwirken können und am Ende gründlich ausgespült werden. So hat das angewendete Öl ausreichend Zeit, seine Wirkstoffe zu übertragen.

RÄUCHERN

Man legt geeignete Pflanzenteile auf glühende Holzkohle. So können die darin enthaltenen ätherischen Öle durch die Hitze gelöst werden. Der Duft erfüllt somit den Raum. Die festen Bestandteile der Pflanze verglimmen dabei. Dadurch vermischt sich der Duft des ätherischen Öls mit dem Raucharoma.

Dies ist hilfreich, wenn man die Raumatmosphäre verändern möchte und wird beispielsweise bei verschiedenen Ritualen eingesetzt, die dazu dienen, dass man Körper und Geist herunterfahren kann und sich entspannt sowie zu sich selbst findet.

MASSAGEÖL

So eingesetzt, werden die ätherischen Öle auf größere Hautflächen gleichmäßig verteilt. Sie können die Durchblutung fördern und krampflösend wirken.

Außerdem unterstützt die Massage selbst, dass man sich entspannt und fördert ebenfalls die Durchblutung. Bei Kindern sollte man jedoch eine einfachere Massageart wählen, da sich deren Körper noch im Wachstum befinden. Geeignet für Babys und Kleinkinder wäre beispielsweise eine Fußmassage, die dabei hilft, gut einschlafen zu können.

Ich habe hier ein Grundrezept, welches Sie zum Herstellen von Massageölen verwenden können. Achten Sie aber bitte darauf, dass dieses Rezept für

Erwachsene ist und Sie die Menge des Öls bei der Anwendung für Kinder reduzieren müssen. Hier noch einmal ein kurzer Überblick, wie die Dosierung für Kinder und Babys vorzunehmen ist:

<u>Babys:</u> die Öle sollten nur ganz gezielt eingesetzt werden, etwa 10 % der Erwachsenendosis

<u>Kleinkinder:</u> etwa 20 % der Erwachsenendosis

<u>Schulkinder:</u> etwa die Hälfte der Erwachsenendosis

Rezept

Verwenden Sie ein fettes Pflanzenöl als Basis. Beispiel: Rapsöl. Geben Sie etwa 30 - 50 Tropfen des ätherischen Öls auf etwa 100 ml Pflanzenöl. Die Menge des ätherischen Öls hängt davon ab, wie stark es riecht und wie intensiv das Massageöl werden soll. Mischen Sie das Ganze gut durch. Je nach Belieben können Sie die Öle auch verschieden kombinieren.

BALSAM

Hier ist eine fetthaltige Salbe gemeint, welche keinen Wasseranteil enthält. Sie duftet manchmal auch sehr intensiv. Man kann sie wunderbar als Salbe zum Einreiben der Brust verwenden, denn das befreit die

Atemwege. Sie dient auch zur Hautpflege und man kann Salben mit ätherischen Ölen an allen Stellen einsetzen, wo man eine Wirkung erzielen möchte.

Ein Tipp für die Erkältungszeit: Reiben Sie die Füße Ihres Kindes nach dem Baden mit Erkältungsbalsam ein. Ziehen Sie ihm dann dicke Socken an, welche es beim Schlafen tragen muss. Mit dieser Methode werden, durch die Wärme, über Nacht die Giftstoffe aus dem Körper gezogen.

Balsam kann auch für Gelenk- und Muskelschmerzen gut sein. Fragen Sie Ihren Arzt oder in der Apotheke einmal nach, was empfohlen wird.

Auch hier habe ich wieder ein Rezept, welches Sie anwenden können, um Balsam selbst herzustellen.

Rezept

Schmelzen Sie zunächst 30 ml Pflanzenöl und 3 g Bienenwachs in einem Wasserbad ein. Wenn die Mischung langsam abkühlt, können Sie 10 bis 50 Tropfen ätherisches Öl hinzufügen und alles gut vermischen. Füllen Sie nun das flüssige Balsam in kleine Dosen und lassen es aushärten. Wichtig ist, dass Sie die Dosen beschriften und mit einem Datum der Herstellung versehen.

Soll das Balsam als Hustenlöser oder zur Linderung von Gelenkschmerzen dienen, so eignen sich diese ätherischen Öle:

- Kampfer
- Kiefer
- Ackerminze
- Eukalyptus
- Fichte
- Zeder
- Zirbelkiefer
- Zypresse
- Latschenkiefer
- Minze
- Wacholder

Ätherische Öle für die Hautpflege:

- Lemongras
- Rose
- Salbei
- Weihrauch
- Ylang-Ylang
- Zitrone
- Benzoe
- Bergamotte

- Zistrose
- Kamille
- Lavendel
- Sandelholz
- Schafgarbe
- Teebaum

AUFGUSS

Eine erweiterte Form des Dampfbades ist der Aufguss in der Sauna. Die Poren der Haut öffnen sich sehr gut durch die Hitze. Meist werden ätherische Öle wie Fichtennadel oder Eukalyptus verwendet. Man verdünnt sie auch hier im Wasser, welches dann über den Saunaofen gespritzt wird. Die Atmung wird durch den Dampf vertieft und gleichzeitig wird die Haut gereinigt.

Ist der Gang in die Sauna auch für Kinder geeignet? Eine Studie der Uniklinik Magdeburg weist auf, dass Babys die Hitze vertragen haben und keine negativen Folgen davongetragen. Allerdings konnte man nicht nachvollziehen, ob es ihnen tatsächlich guttat.

Das Mindestalter für einen Saunabesuch ist

wohl 4 Monate und die Kinder sollten bereits die U4 absolviert haben. Des Weiteren ist es ratsam, sich die Meinung des Kinderarztes einzuholen.

Der Saunagang ist also auch für Kinder wunderbar geeignet. Tatsächlich gibt es sogar spezielle Kindersaunen.

Öle für den Saunaaufguss:

- Kampfer
- Kiefer
- Latschenkiefer
- Minze
- Rosmarin
- Zeder
- Ackerminze
- Eukalyptus
- Fichte
- Zirbelkiefer
- Zypresse

BAD

Man kann auch einige Tropfen des ätherischen Öls mit Sahne vermischen. Dieses Gemisch wird dann dem Badewasser zugesetzt, wodurch man ein wohltuendes Badeerlebnis für Körper und Geist erzielt.

HAUTPFLEGE

Ein paar Tropfen ätherisches Öl werden in ein neutrales Basisöl gemischt. Diese Lotion verteilt man dann auf der Haut und massiert sie gut ein. Wenn Sie dies bei Kindern anwenden möchten, achten Sie bitte auf die Dosierung, um Hautirritationen zu vermeiden.

Hinweis: Achten Sie immer auf die Mengenangaben auf den Verpackungen der Öle. Jedes Öl hat seine eigene empfohlene Menge!

Profile der Öle

EIGENSCHAFTEN UND BILDUNG VON ÄTHERISCHEN ÖLEN

Sie dienen dazu, die Pflanzen, in welchen sie enthalten sind, zu schützen. Beispielsweise halten sie Schädlinge fern und schützen das Gewächs vor Krankheiten. Aber sie sorgen auch gleichzeitig dafür, dass Insekten angelockt werden, damit die Pflanze bestäubt werden kann.

Die Öle sind aus verschiedenen Verbindungen (chemisch) zusammengesetzt. Sie enthalten keinerlei Fette und sind dennoch fettlöslich. Erhitzt man die ätherischen Öle, so verdampfen sie, ohne Rückstände zu hinterlassen. Im Wasser sind sie nicht, bzw. nur sehr wenig, löslich. Da sie eine geringere Dichte haben, bilden sie an der Oberfläche von

Wasser kleine Flüssigkeitstropfen, die umherschwimmen.

Eine Pflanze hat viele Bestandteile. Dazu zählen auch die Öldrüsen. Und in eben diesen werden die ätherischen Öle gebildet und das Pflanzengewebe speichert sie letztlich. In Blüten, Samen, Fruchtstäben, Blättern oder Wurzeln sind sie zu Hause. Es gibt Pflanzen, die die ätherischen Öle über verschiedene Bestandteile liefern können. Deren chemische Zusammensetzung ist dabei sehr unterschiedlich. Beispiel: Zimtrindenöl und Zimtblätteröl.

Ätherische Öle, die hautreizend wirken können
- Perubalsam (Myroxylon balsamum)
- Cassiazimt, chinesischer Zimt (Cinnamomum cassia)
- Oregano (Origanum vulgare)
- Zimtrinde, Zimtblätter (Cinnamomum verum)
- Thymian Chemotyp Thymol und Chemotyp Carvacrol (Thymus vulgaris)
- Bohnenkraut (Satureja hortensis/montana)
- Gewürznelke, Blätter und Knospe (Syzygium aromaticum)

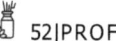

Öle mit besonders hohem Ketongehalt

- Santolina
- Thuja
- Schopflavendel
- Poleiminze
- Beifuß
- Raute
- Ysop
- Wermut

→ Wirkung: neurotoxisch und abtreibend, dürfen von Laien nicht verwendet werden

Öle mit mittlerem Ketongehalt

- Kampfer
- Salbei
- Speik-Lavendel

→ Vorsicht bei der Anwendung!

Öle mit geringem Ketongehalt

- Rosmarin Typ Campher
- Pfefferminze
- Atlaszeder
- Eucalyptus polybractea Typ Krypton
- Schafgarbe
- Eucalyptus dives Typ Piperiton

→ geringes Gefahrenpotential bei umsichtiger Handhabung

Öle mit Ketongehalt, die relativ problemfrei sind

- Rosmarin Chemotyp Verbenon
- Vetiver
- Strohblume
- Eucalyptus globulus,

Phenolhaltige Öle

- Oregano
- Nelkenöl
- Bohnenkraut
- Thymian

→ bei hoher Dosierung schädlich für die Leber, Einsatz bei starker antibakterieller Wirkung

Hautreizende Öle

- Zimtrinde
- Oregano
- Bohnenkraut
- Nelkenöle
- Thymian
- Zimtblätter

Öle die zu erhöhter Lichtempfindlichkeit führen

- Angelika
- Limette
- Orange
- Mandarine
- Zitrone
- Bergamotte

→ nur in Verbindung mit UV-Licht

Sensibilisierende Öle

- Jasmin
- Kamille
- Baldrian
- Basilikum
- Benzoe
- Kiefer
- Orange
- Teebaum
- Lemongras
- alle Nadelöle
- Thymian
- Ylang-Ylang,
- Zitrone
- Melisse
- Lorbeer

- Pfefferminze

→ allergische und empfindliche Menschen sollten darauf verzichten

Ätherische Öle, welche man durch Wasserdampf-destillation aus Pflanzen gewinnt, werden für fast alle Anwendungsarten benötigt. Auch an dieser Stelle folgt noch einmal der Hinweis, dass man bei Kindern darauf achten muss, dass die Dosierung geringer ausfallen muss als bei uns Erwachsenen.

Wenn man sich die Öle kaufen möchte, so findet man diese in kleinen, verschließbaren Fläschchen im Supermarkt, in der Apotheke oder auch im Reform-haus. Achten Sie beim Kauf immer auf die Qualität des Öls. Allgemein gesagt sind die Öle von teureren Anbietern reiner als billig verkaufte Öle. Darauf kann man sich jedoch nicht immer verlassen. Das Beste ist, dass man seine Nase für diese Düfte schult, um selbst besser erkennen zu können, ob deren Qualität wirklich hervorragend ist.

Auch bei der Herstellung gibt es Unterschiede. Sorgfältig hergestellte Öle weisen eine bessere Qualität auf. Informieren Sie sich am besten vor dem Kauf, welche Firma tatsächlich qualitativ hochwertige ätherische Öle zu bieten hat.

Es ist so, dass der hohe Preis auch daher zustande kommt, dass man für die Herstellung mancher Öle einen hohen Pflanzenanteil benötigt. Diese Öle nennt man daher auch Luxusöle.

Luxusöle
- Eisenkraut
- Rose
- Melisse
- Neroli
- Schafgarbe

Manchmal werden diese Öle auch billig angeboten. Hier können Sie sich sicher sein, dass es sich um synthetisch hergestellte Öle handelt oder diese aus billigeren Sorten geschaffen wurden. Meist enthalten diese nur wenige Spuren der teuren Sorten.

Wirkung der ätherischen Öle

Im vorangegangenen Teil des Ratgebers haben Sie nun schon einige Informationen und Tipps zur Aromatherapie speziell für Kinder erhalten. In diesem Kapitel wollen wir uns nun mit der Wirkung der ätherischen Öle genauer beschäftigen.

Viele Öle wirken antibakteriell, antiviral oder auch pilzhemmend. Grund dafür ist, dass sie von niemand Geringerem als unserer Natur erfunden wurden. Sie dienten ursprünglich dazu, die Pflanzen vor Schädlingen und Krankheiten zu schützen.

Auch wir haben gelernt, uns diese wundervollen

Effekte zunutze zu machen. Natürlich nimmt man sie nicht ein, wie beispielsweise Antibiotika, denn so würden sie stark reizend wirken.

Wir nutzen sie verdünnt, um sie auf der Haut anzuwenden, um Krankheitserreger zu vernichten und Entzündungen zu hemmen.

Man kann sie auch einatmen, beispielsweise durch die Inhalation. So bekämpft man die Krankheitserreger, welche unsere Atemwege befallen.

Manche Öle wie Kamille, Zwiebel oder Teebaum weisen eine antibiotische Wirkung auf.

Ätherische Öle, welche aus Nadelbäumen oder wärmeliebenden Bäumen wie Eukalyptus stammen, wirken besonders für unsere Atemwege befreiend.

Pfefferminze zählt zu den Lippenblütlern. Auch sie wirkt befreiend und wohltuend auf unsere Atemwege.

Im Grunde riecht man schon von Anfang an, dass manche Düfte für eben diese Aufgabe geeignet sind.

Wenn Sie diese Öle mit Ihren Kindern anwenden, können Sie gern einmal bewusst ein- und ausatmen. So werden Sie merken, dass die Öle tatsächlich befreiend wirken. Außerdem wird Ihr Kind daran jede Menge Freude haben.

Die eben beschriebenen Öle haben zusätzlich die Wirkung, dass der Schleim in den Bronchien gelöst wird und sich die Atemwege entkrampfen können. So kann man mit ihnen auch Husten auf verschiedene Art und Weise behandeln.

Fichte, Minze und Eukalyptus sind die typischen ätherischen Öle, die man für die Befreiung der Atemwege nutzt.

Es gibt aber auch ätherische Öle, welche verdauungsfördernd wirken. Schon seit Jahrtausenden werden Pflanzen, mit ebendiesen Ölen, als Gewürze genutzt, beispielsweise Rosmarin, Thymian oder Oregano.

Wir nehmen diese gemeinsam mit unserer Nahrung auf, dadurch sind sie bereits verdünnt und wandern direkt in die Verdauungsorgane, wo sie sofort zur Arbeit bereit sind.

Für uns ist es vorteilhaft, dass sie krampflösend wirken und Blähungen schon vor dem Entstehen verhindern.

Samen und Doldenblütler wie Kümmel zählen wir zu eben diesen Ölen, aber auch Lippenblütler wie Thymian und Oregano. Ebenfalls zählen exotische Gewürze wie Pfeffer und Zimt zu den verdauungsfördernden Ölen.

Durch die krampflösende Wirkung vieler Öle können gesundheitliche Beschwerden gelindert werden. (Verkrampfungen im Verdauungsbereich = Blähungen)

Bei Krämpfen der Gebärmutter finden wir ebenfalls Linderung durch ätherische Öle. Wenn sich Blutgefäße verkrampfen, kann dies zu Migräne oder Kopfschmerzen führen. Ätherische Öle dürfen bei diesen Beschwerden ebenfalls eingesetzt werden.

Durch Massageöle, die beispielsweise Franzbranntwein enthalten, ist es möglich, dass man Verspannungen der Körpermuskulatur behandeln kann. Auch Ylang-Ylang, Lavendel oder Melisse können verwendet werden.

Manche Öle, wie Lavendel oder Rose, erzielen auch ein pflegendes und heilendes Ergebnis auf unserer Haut. Manchmal befinden sich auf unserer Haut Krankheitserreger, die durch die antibiotische Wirkung vieler Öle bekämpft werden können. So wird auch Hautentzündungen entgegengewirkt.

Ebenso können die ätherischen Öle verschiedene Reizungen auf unserer Haut lindern, beispielsweise Rötungen oder Juckreiz.

Es gibt jedoch auch Öle, die unsere Haut reizen können, da sie sehr scharf sind. Sie sind daher schlecht für die Heilung von Wunden.

Der wohl älteste unserer Sinne ist so gesehen der Geruchssinn. Der sogenannte Riechkolben, welcher sich im oberen Bereich der Nase befindet, geht direkt ins Gehirn. Von dort aus geht er ohne Zwischenschaltung des Verstandes in Bereiche, welche zum Unterbewusstsein, zur Gefühlssteuerung und zum vegetativen Nervensystem gehören. Dementsprechend wirken sie direkt auf unseren Gemütszustand ein.

Die beruhigende Wirkung von Melisse und Lavendel ist nahezu unumstritten.

Sandholz wird nachgesagt, dass es eine aphrodisierende Wirkung hat. Hier wird jedoch bezweifelt, dass es tatsächlich so ist.

Was ich Ihnen zur Wirkung auf Seele und Gefühlsleben mit auf den Weg geben kann ist, dass Sie sich selbst ein Bild davon machen, wie die verschiedenen ätherischen Öle bei Ihnen wirken. Sie können hierfür beispielsweise Sandholz, Lavendel, Rose oder Ylang-Ylang nutzen.

Rezepte zum Selbstherstellen

PFLEGEPRODUKTE MIT ÄTHERISCHEN ÖLEN

Trockene und rissige Hände ade! Hier habe ich ein Rezept, um ein wohltuendes Pflegeprodukt selbst herzustellen:

Das brauchen Sie für 50ml:

- 5 Tr. Lavendelöl
- 5 Tr. Rosenöl 2 %
- 20 ml Mandelöl
- 3 g Kakaobutter
- 30 ml Lavendelhydrolat
- 4 g Emulsan (Emulgator)

So wird es hergestellt:

Schmelzen Sie das Öl zusammen mit der Kakaobutter und dem Emulsan über einem Wasserbad ein. Erwärmen Sie das Lavendelhydrolat separat. Sobald dieses erwärmt ist, können Sie es langsam der Mischung hinzufügen und dabei auf ständiges Umrühren achten.

> Tipp: Nutzen Sie hierfür einen Milchaufschäumer.

Es muss so lange gerührt werden, bis die Masse sämig wird. Geben Sie nun die ätherischen Öle hinzu und füllen Sie die Creme in ein sauberes Gefäß um, damit sie in aller Ruhe aushärten kann. Im Kühlschrank aufbewahrt, hält die Creme ca. 10 Tage.

ZIMT-FUßBAD FÜR FROSTBEULEN

Das wird benötigt:

- 2 EL Meersalz
- 3 Tr. Zimtöl

Und so wird es gemacht:

Geben Sie das naturreine Zimtöl auf die 2 Esslöffel Meersalz. Füllen Sie heißes Wasser in eine Schüssel, die Sie für das Fußbad nutzen wollen und geben Sie das Zimt-Meersalz-Gemisch hinzu. Nun dürfen die Füße für ca. 10 Minuten darin baden. Möchten Sie dies bei Ihrem Kind anwenden, so achten Sie darauf, dass die Temperatur nicht zu heiß ist, um Verbrennungen und Verbrühungen zu vermeiden.

> Wussten Sie das? Zimt wirkt krampflösend und sorgt für die notwendige Erwärmung.

DUFTENDES KUSCHELTIER

Bei Einschlafproblemen kann es helfen, wenn Sie einen Tropfen ätherisches Öl, welches Körper und Geist zur Ruhe bringt, auf das Lieblingskuscheltier Ihres Kindes geben. Der angenehme Duft bringt Ihr Kind so schnell und behutsam zur Ruhe.

PFEFFERMINZÖL-ABKÜHLUNG

Ja, manchmal können heiße Tage tatsächlich für rauchende Köpfe sorgen. Was würde man nicht alles für eine Abkühlung geben. Mit folgendem Rezept kann diese Abkühlung sogar noch angenehm riechen.

Sie benötigen für die duftende Abkühlung:
- 2 Tr. Pfefferminze
- kaltes Wasser mit Eiswürfeln

Und so stellen Sie diese Abkühlung her:
Geben Sie 2 Tropfen Pfefferminze in die Schüssel mit kaltem Wasser. Nun tauchen Sie einen Waschlappen hinein, lassen das Ganze kurz ziehen, bevor Sie den Waschlappen herausnehmen und gut auswringen. Anschließend können Sie den Waschlappen auf Ihren Nacken oder auf den Ihres Kindes legen. Man kann mit diesem auch über die Schläfe, Arme und Beine tupfen. Gehen Sie dabei Schritt für Schritt vor, denn Pfefferminze kühlt nachhaltig.

THYMIAN-LAVENDELÖL BEI ERKÄLTUNG

Sie benötigen:
- 1 EL Jojobaöl
- 2 Tr. Lavendel
- 1 Tr. Thymian weiß

Und so stellt man es her:
Geben Sie alle Zutaten in eine Schale und mischen Sie diese gut miteinander durch. Reiben Sie die Brust

oder den Rücken damit ein. So kann Ihr Kind den wohltuenden Duft einatmen.

Tipp: Möchten Sie dieses Rezept auch für Kleinkinder nutzen, so halbieren Sie die Menge der zu verwendenden Zutaten.

ANIS-LAVENDEL-ENTSPANNUNGSBAD

Sie brauchen:
- 2 EL Meersalz oder Sahne
- 3 Tr. Anis
- 8 Tr. Lavendel

Und so wird es hergestellt:
Mischen Sie zunächst Anisöl und Lavendelöl mit 2 Esslöffel Meersalz/Sahne. Lassen Sie das Badewasser ein. Erst am Ende wird dann die Mischung in das Badewasser gegeben.

Tipp: Anstelle von Meersalz oder Sahne kann man auch Kokosmilch verwenden. Sie sorgt für ein geschmeidiges Hautgefühl.

ERKÄLTUNGSBAD AUS ROSMARIN, THYMIAN, EUKALYPTUS & FICHTENNADEL

Sie brauchen:

- 2 Tr. Fichtennadel
- 2 EL Meersalz oder Sahne
- 3 Tr. Rosmarin
- 3 Tr. Thymian weiß
- 2 Tr. Eukalyptus

So wird es zubereitet:

Mischen Sie die Öle in einem Schälchen zusammen mit dem Meersalz oder der Sahne. Lassen Sie das Badewasser ein und geben erst am Ende die Mischung hinzu. Auch hier können Sie als Alternative zu Meersalz oder Sahne sehr gerne Kokosmilch verwenden.

ZITRONEN-LEMONGRAS-ROSMARIN-DUFTEXPLOSION

Manchmal fühlen wir uns schwach und können uns schwer konzentrieren. Zitrusfrüchte können dabei helfen, dass unser Gemüt neue Energie erhält. Auch für Kinder, die sich schwer auf ihre Aufgaben konzentrieren können, ist diese Duftexplosion sehr gut geeignet. Denken Sie auch hier an die geringere Dosis.

Sie benötigen:

- 1 Tr. Rosmarinöl

- 5 Tr. Zitronenöl

- 2 Tr. Lemongrasöl

So wird es gemacht:

Geben Sie die Öle auf einen Duftstein oder ein Tuch. Sie können sie aber auch mit etwas Wasser in einen Ultraschallvernebler geben. Schalten Sie den Vernebler ein, machen Sie es sich gemütlich und genießen Sie den wundervollen Duft.

FUSSMASSAGE

Sie benötigen:

- 1 - 2 Tr. ätherisches Öl (Mandarine, Orange, Vanille-Extrakt)

- 1 TL (5 ml) Sonnenblumen- oder Mandelöl

Das müssen Sie nun tun:

Mischen Sie die Zutaten gut miteinander. Das Gemisch kann sofort für die Massage verwendet werden. Diese können Sie als tägliches Ritual vor dem Schlafengehen einführen. Man kann nebenbei mit seinem Kind besprechen, was es am Tag erlebt hat und was es beschäftigt.

SCHLAFÖL IN ROLL-ON-FLÄSCHCHEN

Sie benötigen:
- 1 - 2 Tr. Lavendelöl
- 5 ml Biocalendulaöl
- 1 - 2 Tr. Rosenöl oder aber Rosengeranie

Die Roll-on-Fläschchen sind für 10 ml gedacht. Hier wäre die Menge der Zutaten wie folgt zu mischen:
- 4 - 6 Tr. Lavendelöl
- 10 ml Biocalendulaöl
- 4 - 5 Tr. Rosenöl oder aber Rosengeranie

Und das ist nun zu tun:
Mischen Sie alle Zutaten gut miteinander in einer Schüssel. Am besten nehmen Sie einen Esslöffel und rühren die Masse gut durch. Gehen Sie dabei aber vorsichtig vor, damit nichts herausspritzt.

Jetzt kann die Masse in die Roll-on-Flasche gefüllt werden.

LEMONGRAS

Sie benötigen:

- 2 Tr. Rosengeranie
- 2 Tr. Lemongras
- 2 Tr. Mandarine
- 2 Tr. Melisse
- Mandel, Jojoba, Calendula, Kokosöl oder Babyöl

So fahren Sie fort:

Füllen Sie die oben genannten Öle in das Roll-on-Fläschchen. Geben Sie das Trägeröl (Mandel, Jojoba, Calendula, Kokosöl oder Babyöl) dazu. Jetzt wird das Fläschchen gut verschlossen und die darin enthaltene Mischung einmal kräftig geschüttelt. Schon ist das Roll-on einsetzbar.

Tipp: Beschriften Sie Ihre Fläschchen, damit Sie auch später noch wissen, was darin enthalten ist.

CALENDULA-MASSAGEBAR

Sie benötigen:
- 1 Teil Bienenwachs
- 1 Teil Calendula-Pflegeöl
- 1 Teil Kokosöl
- 1 Teil Sheabutter oder Kakaobutter

So wird es gemacht:
Alle Zutaten werden in einem Wasserbad geschmolzen. Füllen Sie die Flüssigkeit nun in eine Silikonform und lassen Sie diese am besten im Kühlschrank aushärten.

Sobald die Massagebar auf warmer Haut angewendet wird, schmilzt sie zart und die ätherischen Öle können sich entfalten.

SHEAWUNDER

Das brauchen Sie:
- 10 ml Calendulaöl
- 25 g Sheabutter

So wird es gemacht:
Schmelzen Sie die Sheabutter in einem Wasserbad. Geben Sie nun das Calendulaöl hinzu und vermischen Sie beides gut miteinander. Im nächsten

Schritt wird das Gemisch in ein Glas gefüllt und für einen Tag zur Seite gestellt.

Anwendung: Tragen Sie das Sheawunder auf die betroffene Hautstelle auf und massieren Sie es gut ein.

GRUNDREZEPT FÜR AROMALAMPE UND AROMASPRAY

Das brauchen Sie:
- Wasser
- 2 - 6 Tr. ätherisches Öl (Sie können es selbst auswählen)

Tipp: Die Menge hängt von der Raumgröße und Ihrem Wunsch ab, wie stark es duften soll.

So wird es gemacht:
Geben Sie das Wasser in die Duftlampe und fügen Sie die gewünschte Menge des ätherischen Öls hinzu. Unterhalb der befüllten Schale können Sie nun das Teelicht hineinstellen.

Tipp: Achten Sie darauf, dass die Duftlampe nicht dauerhaft im Betrieb ist! Das Wasser verdampft schnell und sobald die Schale leer ist, beginnen die Rückstände zu verbrennen, was einen unangenehmen Duft verbreitet. Zudem kann eine Duftlampe, welche mit Kerzen betrieben wird, gerade beim Einsatz im Kinderzimmer gefährlich werden. Lassen Sie die Duftlampe also niemals ohne Aufsicht!

AROMASPRAY

Sie benötigen:

- 100 ml Wodka

- 20 - 60 Tr. ätherische Öle

- Sprühflasche

Und so wird das Spray hergestellt:
Geben Sie alle Zutaten in die Sprühflasche und mischen Sie diese durch kräftiges Schütteln. Dies sollten Sie auch vor jedem Gebrauch tun, da die Öle sogar in Wodka obenauf schwimmen können.

Tipp: Tätigen Sie ein paar Sprühstöße mehrmals am Tag. Wichtig ist, dass man das Spray niemandem ins Gesicht sprüht und man auch auf die Vorlieben der anderen achtet (Wahl des Öls).

MONSTER-WEG-SPRAY

Das wird benötigt:
- 100 ml Wodka
- 20 - 30 Tr.
- Sprühflasche

Zubereitung:
Füllen Sie alle Zutaten in die Sprühflasche und schütteln Sie diese kräftig, damit sich diese mischen. Dies sollten Sie vor jeder Anwendung tun. Nun können Sie ein paar Sprühstöße in die Ecken geben, wo sich ein Monster im Zimmer Ihres Kindes befindet. Achten Sie bitte darauf, dass Sie nur einen Sprühstoß tätigen, sollten im Zimmer mehrere Monster lauern.

Tipp: Je nachdem welche Wirkung Sie speziell, außer natürlich die Vertreibung der Monster, erzielen wollen, können Sie das ätherische Öl auswählen.

INHALIERSTIFT

Sie brauchen:

- 6 Tr. ätherisches Öl
- Inhalierstift mit Wattestab

So wird es gemacht:

Beim Kauf des Inhalierstifts erhalten Sie einen Wattestab dazu. Auf diesen geben Sie die 6 Tropfen des ätherischen Öls.

Tipp Nummer 1: Man kann die Duftmischung ca. zweimal auffrischen, danach sollte man jedoch den Wattestab austauschen. Grund dafür ist, dass die ätherischen Öle mit der Zeit zu oxidieren beginnen, was wiederum zu einem unangenehmen Duft führt.

Tipp Nummer 2: Reinigen Sie den Inhalierstift mit hochprozentigem Alkohol, besonders während der Schnupfenzeit.

DAMPFINHALATION

Das brauchen Sie:

- 1 - 2 Tr. ätherisches Öl

- Schüssel mit heißem Wasser

- 1 - 2 TL Salz

→ für Kinder geeignete Öle: 1 Tropfen Cajeput, Niaouli, Thymian Ct. Linalool, Teebaum, Lavandin, Ho-Blätter, Fichtennadeln, Weißtanne

→ für Erwachsene geeignete Öle: 1 - 2 Tropfen Eucalyptus globulus, Eucalyptus radiata, Thymian Ct. Thymol, Pfefferminze, Cajeput, Salbei, Fichtennadeln, Ravintsara, Zitrusöle

So wird es gemacht:

Geben Sie etwas Salz in die Schüssel und träufeln Sie die Tropfen des ätherischen Öls darauf. Anschließend hält man den Kopf darüber und atmet die Dämpfe einige Minuten lang ein. Das Beste ist es, über dem Kopf noch ein Handtuch zu positionieren, damit der Dampf nicht entweichen kann.

Wichtig: Achten Sie darauf, dass das Wasser nicht kochend heiß ist, wenn Sie das Dampfbad bei Ihrem Kind anwenden.

Das Schließen der Augen ist ebenfalls sehr wichtig, da der Dampf für diese nicht gut ist.

Besonders wichtig:

→ für Menschen mit chronischen Erkrankungen ist diese Art der Inhalation nicht geeignet!

→ Kinder bis zu sechs Jahren sollten nie allein inhalieren.

GURGELSALZ

Haben Ihr Kind oder Sie Halsschmerzen, so hilft es, antibakterielle und antivirale ätherische Öle zusammen mit einer Salzlösung zum Gurgeln einzusetzen. Durch das Salz werden die Schleimhäute befeuchtet und der Rachen wird besänftigt.

Sie brauchen:
- 1 - 2 Tr. ätherisches Öl
- 1 TL naturbelassenes Salz (Meersalz)
- 1/2 Glas warmes Wasser
- → Für Kinder geeignete Öle: Cajeput, Zitrone,

Bergamotte, Sandelholz, Teebaum, Thymian Ct. Linalool, Lemongras, Melisse (Menge: nur einen Tropfen)

→ Für Erwachsene: Thymian Ct. Thymol, Ravintsara, Zitrone, Bergamotte, Sandelholz, Cajeput, Teebaum, Salbei, Lemongras, Melisse

Und so geht es:
Mischen Sie die Zutaten miteinander und gurgeln Sie mehrmals täglich.

AROMABAD

Sie können mit verschiedenen ätherischen Ölen ein Entspannungsbad (besonders gut für Mamas) oder ein Erkältungsbad machen.

Wichtig ist hierbei, dass die ätherischen Öle nicht direkt in die Badewanne getropft werden. Sie würden einzig obenauf schwimmen und Ihre bzw. die Haut Ihres Kindes könnte Irritationen davontragen.

Das brauchen Sie:
- einige TL Salz, Honig oder Sahne
- 5 - 8 Tr. ätherische Öle

Alternativ können Sie auch einen Vorrat an Badesalz herstellen. Das Rezept dafür lautet wie folgt:

- 100 g Salz (Totes Meersalz, Himalayasalz oder Küchensalz)
- 1 TL Blütenblätter (optional)
- 40 Tr. ätherische Öle

Und so geht es:
Geben Sie alle Zutaten in ein Gefäß und mischen Sie diese gründlich miteinander.

Geben Sie 2 Esslöffel Badesalz in ein Vollbad. Das Wasser sollte die Temperatur von 37 Grad Celsius nicht überschreiten. Baden Sie nicht länger als 15 Minuten.

AROMABADEÖL

Sie benötigen:
- 100 ml Badeöl
- 40 - 60 Tr. ätherische Öle

Oder:
- 40 - 60 Tr. ätherische Öle
- 90 ml Pflanzenöl (Mandelöl, Sonnenblumenöl, etc.)
- 10 ml Mulsifan® (Emulgator)

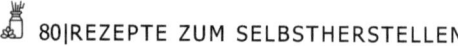

So geht es:
Mischen Sie alle Zutaten miteinander. Verwenden Sie 1 Esslöffel Badeöl für ein Vollbad. Die Wassertemperatur sollte 37 Grad Celsius nicht überschreiten. Baden Sie nicht länger als 15 Minuten.

SALZPEELING FÜR EIN AROMA-DUSCHERLEBNIS

Glückliche Kinder brauchen glückliche Eltern. Daher habe ich hier ein Rezept für ein Peeling, was vor allem für Mamas eine Wohltat sein kann.

Abgestorbene Hautschuppen werden mit diesem Peeling entfernt. Ihre Haut wird dadurch zart und glatt.

Sie benötigen:
• 6 Tr. ätherisches Öl (z. B. Grapefruitöl oder Litseaöl)
• 1 Tasse fein gemahlenes Salz (oder auch Puderzucker)
• ca. 1/2 Tasse Biosonnenblumenöl oder jedes andere Pflanzenöl

Das ist zu tun:
Geben Sie zuerst das Salz in eine Schüssel und dann

das Sonnenblumenöl dazu. Es ist nur so viel Öl nötig, bis das Ganze eine Konsistenz wie nasser Sand bekommt.

Nehmen Sie das Peeling unter der Dusche auf die Hand und reiben Sie es auf die feuchte Haut. Lassen Sie es kurz einwirken, bevor Sie es letztlich wieder abspülen. Mit einem Handtuch können Sie das überschüssige Öl abtupfen. Manchmal ist die Haut etwas klitschig. Wenn Sie dies stört, können Sie das Öl auch mit Naturseife abwaschen.

Wichtig: Die Duschwanne kann durch das Öl rutschig werden. Legen Sie daher am besten im Vorfeld eine Duschmatte hinein. Es ist ebenfalls wichtig, nur feines Salz zu verwenden, um Ihre Haut nicht zu verletzen.

Nutzen Sie das Peeling vor dem Rasieren, es macht die Rasur glatter.

Haben Sie sensible Haut, ist es besser, Puderzucker zu verwenden.

Tipp: 1/2 Esslöffel grüne Tonerde sorgt dafür, dass sich das Badesalz färbt.

AROMADUSCHE

Sie benötigen:
- 2 - 3 Tr. ätherische Öle
- eine Dusche mit Kabine :)

So wird es gemacht:
Geben Sie einfach das ätherische Öl auf den Boden Ihrer Dusche, möglichst weit vom Ablauf entfernt. Das warme Wasser wird das Öl verdampfen und man hat seine eigene Dampfkabine.

> Wichtig: Achten Sie darauf, dass Sie bei Kindern ein geeignetes Öl wählen und auf die Menge!

KÖRPERÖL

Grundrezept:
- 20 - 30 Tr. ätherische Öle (z. B. Lavendel, Rose 10 %)
- 100 ml Pflanzenöl (Mandelöl, Jojobaöl)

So geht es:
Vermischen Sie die Zutaten gut miteinander und wenden Sie die Öle nach dem Duschen an. Achten Sie darauf, welche Öle für Kinder geeignet sind und

denken Sie an eine geringere Dosierung.

SHEA-BASIS-BALSAM

Sheabutter gilt als einfachster fester Träger für ätherische Öle. Das liegt daran, dass die Sheabutter eine halbfeste Konsistenz hat, wodurch man sie pur verwenden kann.

Wussten Sie schon? Sheabutter wird aus einer afrikanischen Nuss gewonnen, ist besonders nährstoffreich und wirkt auch entzündungshemmend.

Grundrezept:
- Döschen 50 ml
- 10 g Pflanzenöl (z. B. Mandel- oder Jojobaöl)
- 40 g Sheabutter
- → Erwachsene: 10 - 30 Tr. ätherische Öle auf 50 g (= 1 – 3 %)
- → Kinder: die Hälfte

Und das ist zu tun:
Schmelzen Sie die Sheabutter in einem handwarmen Wasserbad langsam ein. Wichtig ist, dass diese nicht über 40 Grad Celsius erhitzt wird, da sie sonst grieselig wird.

Mengen Sie anschließend das Pflanzenöl unter.

Letztlich werden die ätherischen Öle hinzugefügt.

Füllen Sie das Gemisch in das vorgesehene Döschen und lassen Sie es in aller Ruhe auskühlen. Erst dann wird der Deckel draufgemacht.

> Tipp: Verwenden Sie 10 - 15 Tropfen ätherisches Weihrauchöl, um ein luxuriöses Hautpflegebalsam zu erhalten. Es wirkt reinigend und entzündungshemmend.

BIENENWACHS-BASIS-BALSAM

Das Rezept ist sehr einfach und Sie werden es lieben. Das Bienenwachs überzieht die Haut und sorgt für einen schützenden Film.

Sie benötigen:
• Erwachsene: 20 - 60 Tr. ätherisches Öl (für Kinder die Hälfte)
• 10 g (3 TL) Bienenwachsperlen
• 90 g Trägeröl (Olivenöl, Ringelblumen-Mazerat, etc.)

So geht es:
Schmelzen Sie das Bienenwachs und das Trägeröl gemeinsam bei einem Wasserbad, dessen

Temperatur ca. 60 Grad Celsius erreicht hat. Nehmen Sie das Gefäß mit den geschmolzenen Zutaten vom Feuer und geben Sie die ätherischen Öle dazu. Verrühren Sie diese gut miteinander.

Füllen Sie das Gemisch in ein sauberes Gefäß um und lassen Sie es ohne Deckel auskühlen.

Abschluss

Ich hoffe, dass Sie mithilfe meines Ratgebers einige Ihrer Fragen klären konnten und vielleicht den einen oder anderen Tipp für sich mitnehmen konnten.

Wenn man sich einmal genauer mit der Aromatherapie auseinandergesetzt hat, versteht man all die positiven Effekte, welche sie mit sich bringt. Wichtig ist, dass man sich die Zeit nimmt, und sich wirklich gründlich über die Wirkung der Aromen informiert und vorab die Meinung eines Fachmanns einholt. Gerade wenn es darum geht, die Aromatherapie bei Kindern anzuwenden, ist die Meinung eines Arztes oder Therapeuten sehr wichtig.

Sollten Sie in Betracht ziehen, eine Schulung zu diesem Thema anzustreben, gebe ich Ihnen abschließend noch ein paar Adressen, an welche Sie sich wenden können.

INFORMATIONEN ÜBER SCHULUNGSANGEBOTE

SGD:
Telefon: 0800 806 60 00

terramedus Akademie für Gesundheit:
Bildungsberatung 04334 181660 info@terramedus.de

Impulse Schule:
Studienberatung: 0202 73954-0
Mo - Do 8:30 - 18:00 Uhr
Fr 8:30 - 14:00 Uhr

ILS:
0800/123 44 77 (gebührenfrei) oder aus dem Ausland unter +49 40 675 70 177.
Per E-Mail: kursinfo@ils.de

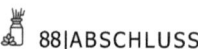

Taoasis Naturduft Akademie:

Telefon: 05231 45989 - 14

Herstellung und Verlag:

BoD – Books on Demand, Norderstedt

ISBN: 9783752646504

1. Auflage

Kontakt: Psiana eCom UG/ Berumer Str. 44/ 26844 Jemgum

Covergestaltung: Fenna Larsson

Coverfoto: depositphotos.com

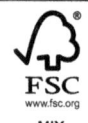